A PROPOS

DE LA

« *GREFFE PROTHÉSIQUE DENTAIRE?* »

EXAMEN CRITIQUE

A PROPOS

DE LA

« GREFFE PROTHÉSIQUE DENTAIRE? »

EXAMEN CRITIQUE

PAR M. PRIVAT

MEMBRE DU CONSEIL DE SANTÉ DE LA SOCIÉTÉ DES GENS DE LETTRES
DENTISTE ATTACHÉ A L'ÉTABLISSEMENT THERMAL D'ENGHIEN
AUTEUR DE DIFFÉRENTS SYSTÈMES D'APPAREILS PROTHÉTIQUES APPLIQUÉS
DANS LES HÔPITAUX, NOTAMMENT A L'HÔPITAL DE LA PITIÉ

A PARIS
39, RUE LAFAYETTE, 39

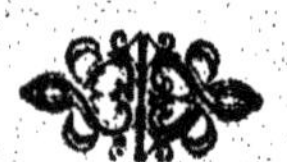

AVERTISSEMENT

Qu'est-ce que la « GREFFE PROTHÉSIQUE? »

Depuis quelque temps, certains dentistes étrangers remplissent les colonnes des journaux de la description de systèmes extraordinaires dont ils se disent les inventeurs, et dans leurs réclames ampoulées ne craignent pas de se mettre ouvertement en désaccord avec les principes les plus élémentaires de notre profession.

De ce nombre sont certains apôtres récemment débarqués en France, où ils nous apportent, disent-ils, les merveilles de la « *greffe dentaire.* »

Qu'est-ce que cela?

Tout d'abord le public, trompé par le mot « *greffe,* » se figure un système qui permet de planter dans les gencives des dents artificielles, comme cela se pratique pour certaines plantes en horticulture? Peu importe la nature de la bouche, il n'est plus besoin de palais ni de plaques métalliques ou autres, ni du secours de la moindre attache; on replante..., et voilà tout!

Eh bien, disons-le de suite, ce prétendu système de « *greffe prothésique dentaire* » n'est autre chose qu'un *appât-réclame* pour attirer les clients crédules et peu éclairés.

Ainsi, d'après ces *novateurs*, la « greffe prothésique » serait quelque chose comme une *troisième dentition;* elle referait miraculeusement tous les avantages physiques : santé, beauté, jeunesse.

N'y a-t-il pas là de quoi faire rêver nos lectrices?

Quel talisman, jugez donc! Conserver indéfiniment ces dons précieux entre tous, les voir renaître sans cesse. En vérité, cette « troisième dentition » éclipse toutes les revalescières et eaux de Jouvence du monde.

Pourtant, si vous m'en croyez, défiez-vous de la « greffe prothésique » ou « troisième dentition, » comme il vous plaira; non-seulement cette *panacée* dentaire ne saurait tenir ce qu'elle promet, mais elle réserve à ceux qui en voudraient user de cruelles désillusions.

Le devoir des dentistes français est de protester d'abord contre de pareilles énormités, et de démontrer ensuite tout ce qu'il y a d'impossible et d'absurde dans ces systèmes, toujours « *américains,* » importés dans notre pays par des étrangers que la fortune n'a pu et ne saurait favoriser ailleurs.

Malheureusement, en France, on accorde trop facilement crédit à toutes sortes d'inventions exotiques sans contrôle sérieux, et le public manifeste trop aisément son engouement pour tout ce qui porte l'estampille étrangère.

Il est temps de faire bonne justice des « *entraîneurs cosmopolites* » qui nous apportent ces denrées, et, quand l'occasion s'en présente, d'ouvrir les yeux aux personnes trop confiantes.

La question intéresse la santé publique autant que l'esprit et le bon sens national.

EXAMEN CRITIQUE

Si nous examinons au point de vue technique la « *greffe prothésique dentaire*, » nous voyons que cette prétendue invention, annoncée avec tant d'éclat, n'est autre que le vieux système trop connu des « *pièces artificielles à pivot.* »

Ce système est ce qu'on pourrait appeler l'enfance de l'art, et nous le trouvons appliqué dans les temps les plus reculés.

En effet, au musée de Naples, on trouve parmi les découvertes faites dans les ruines de Pompéï des dents obturées avec de l'or, des dents artificielles tenues par des fils d'or et des « dents à pivot. »

En Égypte, on a retrouvé des momies dont les dents sont aurifiées et des squelettes

portant des dents artificielles attachées avec des fils d'or. Il est donc probable que les contemporains des Pharaons n'ignoraient pas non plus les « dents à pivot. »

En réalité, les modernes inventeurs de la « greffe » ne font que continuer sous une appellation trompeuse cet antique procédé de la « *dent à pivot.* »

On sait en quoi il consiste :

Si vous n'avez qu'une seule dent à poser, vous attachez celle-ci à une tige en métal que vous soudez fortement ; vous fixez cette tige dans la racine de la dent perdue, et (pour nous servir du mot nouveau), votre dent artificielle est « greffée. »

S'agit-il de remplacer deux, quatre, six dents dont la couronne est disparue, vous employez toujours le même système de « pivot » (on dit « greffe maintenant), mais avec cette différence que vous reliez les dents artificielles entre elles par un fil d'or ou d'autre métal, ou bien encore par une plaque très étroite, et vous dissimulez cette monture sous une mince couche de caoutchouc durci, puis vous scellez fortement dans la racine le « *pivot* » de votre appareil. Et voilà la « greffe ! »

Quelquefois, on soudera à ces systèmes deux ou plusieurs « pivots; » ce sont autant de « greffes » de plus.

Vous manque-t-il toutes ou presque toutes les dents de la mâchoire supérieure ou inférieure? Vite, le premier soin du « greffiste » sera de s'assurer s'il ne reste pas dans la bouche de son patient une racine, si petite qu'elle soit, fût-ce un vestige. C'est là le salut! Alors il fixera solidement, dans cette racine bénie, la dent artificielle à « pivot, » qui deviendra désormais le « *pilier* » de l'édifice dentaire.

Pour cela, le « *greffiste* » prendra l'empreinte de la bouche; puis, ayant fixé à la racine sa « *dent à pivot*, » il fabriquera son appareil de manière à l'attacher à cette dent unique, et le sujet opéré pourra se dire ainsi l'heureux possesseur de dents « *greffées*. »

Mais qu'arrivera-t-il alors? — La dent artificielle à « *pivot* » devient le support de tout l'appareil prothétique; elle seule lui sert d'attache, de point d'appui, d'assise, de résistance, et la pièce dentaire, si compliquée, devra toute son existence à ce modeste soutien.

Les « *greffistes* » ne craindront pas d'attacher après elle des dentiers de dix, douze, quatorze dents! Que n'y feraient-ils pas tenir!

Quelques indiscrets demanderont pourtant ce qu'il adviendra du patient qui n'a pas la plus petite racine à offrir aux spécialistes qui pratiquent la « *greffe.* » — Eh bien, la réponse est simple : il devra renoncer aux bienfaits de la « greffe; » ce sera dur, mais nécessaire!

Nous ne citerons maintenant que pour mémoire un autre genre de « *greffe,* » mais à celui-là le néologisme s'applique moins heureusement. Faisons connaître ce système par un exemple.

Voulez-vous remplacer une dent perdue? A cet effet, on pratique une « *rainure* » sur le côté de chacune des dents voisines de celle qu'on veut remettre; on emboîte fortement la dent artificielle dans ces deux rainures, plus étroites à leur sommet qu'à leur base, et. . . voilà encore une « *greffe.* » (1)

(1) Ou bien encore on pratique une cavité dans chacune des dents voisines, puis on soude sur la face postérieure de la dent artificielle une petite traverse de métal. On fixe cette traverse dans les cavités des deux dents voisines, et l'on scelle le tout.

L'avantage de ce procédé se fait sentir surtout au moment des repas. Quand vous êtes au potage, il vous arrive de rencontrer un petit corps dur, résistant, que vous prenez d'abord pour une lentille ou un pois mal cuit. Discrètement, vous regardez. O surprise! Sans vous en douter, vous mangiez de la « greffe, » pas à « *pivot,* » cette fois, mais à « *rainures.* »

Par ce seul exposé, on comprendra de suite que la « *greffe prothésique* » n'est qu'*un mot!*

On a voulu faire croire au public, à l'aide d'une trompeuse similitude de nom, que cette « *greffe prothésique* » était semblable à la vraie « *greffe dentaire,* » autrement dite « *réimplantation des dents naturelles dans leur propre alvéole,* » préconisée par le savant docteur Magitot.

Mais le système de « *greffe* » en question (ou plus exactement le « *système à pivot* ») reste ce qu'il est, c'est-à-dire un système défectueux, suranné, que certains spécialistes ont voulu sortir de l'oubli pour en faire un procédé unique, universel, applicable à tout le monde, à toutes les bouches indistinctement, sans le moindre souci des différences de forme, de nature, de sensibilité de l'organe buccal.

Aussi le lecteur conclura avec nous que ce procédé, dont on voudrait faire la « *panacée* » du jour, ne relève nullement de la *science*, mais de l'*empirisme*.

Encore un mot sur les nombreuses imperfections des différents systèmes de dents artificielles à pivot, décorés du nom de « *greffes*, » systèmes tombés depuis longtemps en désuétude.

Il serait puéril de croire que ce genre d'appareils puisse servir de principe en prothèse dentaire.

Depuis que la profession du dentiste s'est développée et que la science lui a servi de base dans la pratique, on a bien vite reconnu tout ce que le pivot avait de défectueux comme moyen d'attache et de pernicieux pour la conservation des racines sur lesquelles on le fixait.

La pose d'une ou plusieurs dents artificielles à pivot sur des racines est toujours suivie de conséquences fâcheuses. Il est rare, en effet, qu'une racine ayant perdu sa couronne dentaire, par suite de maladie, ne soit pas elle-même atteinte de désordres pathologiques.

Alors l'état morbide de la racine ou de l'alvéole est aggravé d'abord par l'opération de la pose du *pivot* (1), ensuite par la présence des sécrétions buccales, qu'on ne peut empêcher de s'infiltrer et par conséquent de séjourner dans l'intérieur du canal de la racine, quelque précaution que l'opérateur ait prise de bien cimenter son pivot.

D'ailleurs, les pressions qui s'opèrent pendant l'acte de la mastication déplacent toujours le pivot suffisamment pour laisser passer les liquides dans l'intérieur du canal de la racine, qu'ils désorganisent en peu de temps.

Les sécrétions buccales, dont nous parlions plus haut, sont le produit de la salive et des liquides que nous introduisons dans la bouche. Leur décomposition dans la racine « greffée » donne une odeur désagréable, altère profondément l'organe en question et, par suite, il se produit un élargissement progressif du canal dans lequel on a fixé le pivot, ce qui nécessite le remplacement de la dent artificielle, et très

(1) Pour placer un pivot dans une racine, on élargit le canal dentaire de celle-ci à l'aide d'un foret en acier, et on y scelle ou visse fortement le « pivot. »

souvent, ou plutôt infailliblement, la perte de la racine.

Autres raisons encore :

En supposant qu'on parvienne à supprimer les inconvénients que nous venons d'indiquer, il y en a d'autres, et ceux-là concluants.

MM. les spécialistes du pivot ne peuvent pas assurer qu'ils guériront radicalement les racines destinées à recevoir la bienfaisante « *greffe*, » encore moins pourront-ils affirmer qu'il soit possible de conserver celles-ci longtemps.

Et cela en vertu de principes qui ne pourraient se discuter, parce qu'ils reposent sur des données scientifiques qui sont immuables et qui font loi.

En effet, par la « *dévitalisation*[1] » d'une

(1) La « *dévitalisation* » est une opération qui consiste à détruire le nerf dentaire enfermé dans le canal de la racine, et cela à l'aide d'un médicament corrosif qui « *mortifie* » ce nerf. Ensuite, vous pratiquez l'extraction de ce « nerf *dévitalisé*. » A cet effet, on introduit un foret dentelé, très fin, dans le canal de la racine, et on lui imprime un mouvement de rotation ; à ce moment, les petites pointes aiguës du foret saisissent le nerf dans presque toute sa longueur et l'entraînent avec elles.

Cette opération, très délicate, ne réussit pas toujours et n'est réellement applicable que pour quelques dents du devant.

racine dentaire, vous enlevez les éléments anatomiques qui constituent sa vitalité; vous faites donc de cette racine un organe mort!

Eh bien! il est constant, en pathologie, que la mortification d'un organe amène sa chute à bref délai; la nutrition de cette partie morte ne se faisant plus, vous verrez celle-ci céder aux efforts de la nature, qui se séparera d'elle.

La racine d'une dent dévitalisée devra donc tomber, parce qu'elle joue le rôle d'un corps étranger dans l'organisme. Elle subira les lois naturelles de désassimilation entre parties mortes et parties vitales, et la nature mettra en action certaines forces pour rejeter hors de l'économie le corps étranger privé de vitalité.

Nous voyons de suite ce qui résulte de ces phénomènes physiologiques et pathologiques. Les racines, étant privées de leurs éléments vitaux, sont impitoyablement expulsées de la bouche. Elles mettront plus ou moins de temps à tomber, mais leur chute est inévitable.

Il est donc impossible de fonder sérieusement un raisonnement, une théorie, encore moins un système pratique sans tenir compte des principes indiscutables qui viennent d'être exposés.

C'est pourtant ce que font MM. les spécialistes du « *pivot,* » qui, sans vergogne, se passent de tous les principes, de toutes les lois, et croient que la « *greffe* » tiendra lieu de tout.

On ne peut admettre, pourtant, que l'existence des racines dans de pareilles conditions soit durable, et qu'en présence des phénomènes que nous citons plus haut ces racines puissent offrir des garanties de solidité, d'insensibilité et de stabilité indispensables pour appliquer des « *pivots* » (lisez « *greffes* ») et pour tenir là-dessus des dents artificielles qui auront à subir les assauts de la mastication.

Que deviendraient alors l'assise, la surface, l'adhérence, enfin l'équilibre qui résulte de ces trois facteurs nécessaires pour maintenir un appareil en place ?

MM. les « *greffistes* » appliqueraient donc à toutes les bouches indistinctement un système unique de dents artificielles, la « *greffe,* » qui n'aurait rien à voir dans les lois mécaniques que nous venons de citer, et sans lesquelles, pourtant, on ne peut songer à faire des appareils dentaires capables de subir des pressions considérables en tous sens !

Nous oublions, il est vrai, que dame « *greffe* » est là, répondant à toutes ces exigences mécaniques, veillant avec un soin jaloux sur l'existence de ses adeptes, qui doivent, nous assure-t-on, amener la rénovation universelle de l'art dentaire !

Il est inutile d'insister davantage sur les démonstrations contenues dans cet opuscule. Le lecteur comprendra, nous en sommes sûrs, qu'elles prouvent amplement l'inanité de théories sur lesquelles on ne saurait asseoir un système sérieux. La dénomination « *greffe,* » dont on le décore, n'est là que pour donner l'illusion de la franchise et de la netteté.

Aussi les prétendus pionniers du progrès, qui crient à la routine, feraient-ils bien mieux, au lieu de se mettre audacieusement en contradiction avec la science acquise, de soumettre sincèrement leur découverte au contrôle de la vérité.

Mais enfin, nous demande le lecteur, si ce système est mauvais — nous le reconnaissons — que faut-il faire ?

Notre réponse est simple et peut servir de conclusion à tout ce qui précède :

Quand on a des dents décidément mauvaises

qui ne peuvent être conservées par l'aurification, qu'on ne s'attarde pas au système illusoire de la « *dent à pivot* » ou « *greffe prothésique dentaire.* » Le mieux, et le plus simple, est de supprimer la dent perdue ou la racine inutile, et de se faire poser à la place un appareil construit selon les règles de l'art dentaire, et sur le fidèle service duquel on puisse toujours compter.

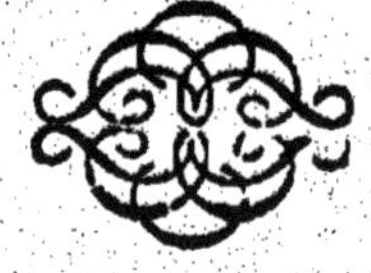

RESTAURATIONS BUCCALES

APPAREILS PROTHÉTIQUES EXÉCUTÉS
DANS LES HÔPITAUX, NOTAMMENT A L'HÔPITAL
DE LA PITIÉ

PAR M. PRIVAT

A PARIS
39, RUE LAFAYETTE, 39

Pendant la Saison

A L'ÉTABLISSEMENT THERMAL D'ENGHIEN
De 8 h. à 11 h. et de 5 h. à 6 h.

A PARIS, tous les jours, de 1 h. à 4 h.

RESTAURATIONS BUCCALES

Bec-de-lièvre simple ou double. — Gueule-de-loup. — Résections partielles ou totales des machoires inférieures ou supérieures. — Nécroses phosphorées. — Perforations palatines simples ou multiples. — Accidents syphilitiques tertiaires. — Difformités dentaires.

Appareil double, destiné à remplacer tout le corps du maxillaire supérieur enlevé en totalité pour une nécrose phosphorée, développée sur toute la surface de la mâchoire et de la voûte palatine, jusqu'aux os palatins. (Opération faite par M. le Docteur Pozzi).

Obturateur à cage pour division de la voûte et du voile du palais : résection de l'os incisé et chéiloplastie : plein succès dans l'application de cet appareil.

Obturateur pour le voile du palais pour division syphilitique ; pleine réussite dans son application.

Pièce mi-rigide, mi-souple, appliquée pour une division congénitale du maxillaire supérieur, bord antérieur, trois incisives manquantes, division de la voûte et du voile du palais; la malade ayant été opérée préalablement du bec-de-lièvre double, par M. le professeur Verneuil, chirurgien de la Pitié.

Appareil mi-rigide, mi-souple, construit pour une division syphilitique du voile du palais. Complet rétablissement de la voix.

Ce malade nous a été confié par M. le professeur Verneuil.

Appareil destiné à combler une perte de substance résultant d'une fracture comminutive du maxillaire supérieur, avec destruction de la portion palatine et de toute l'arcade dentaire du côté gauche, à l'exception de deux molaires du même côté.

Pièce obturatrice destinée à combler une perforation considérable causée par la résection de la moitié du maxillaire supérieur pour l'enlèvement d'un polype naso-pharyngien. (Opération faite par M. le professeur Polaillon, chirurgien de la Pitié).

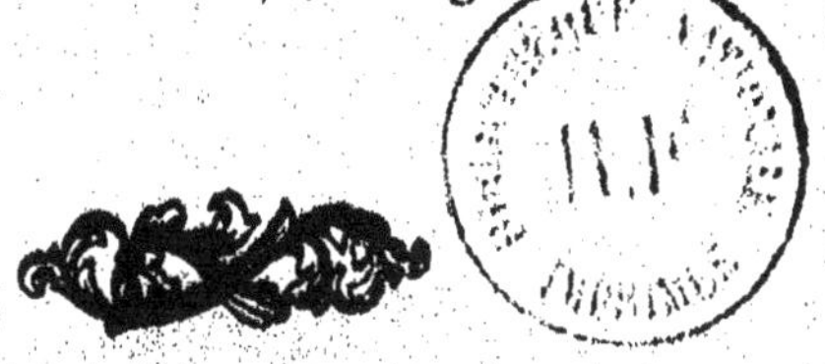

PONTOISE. — IMPRIMERIE AMÉDÉE PARIS

115

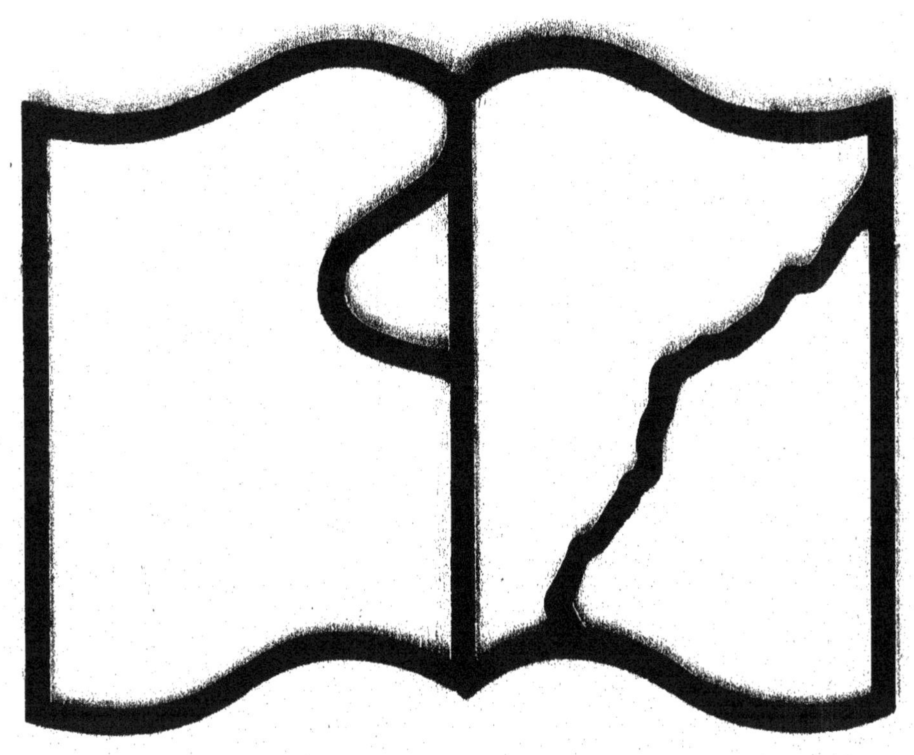

Texte détérioré — reliure défectueuse

NF Z 43-120-11

www.ingramcontent.com/pod-product-compliance
Ingram Content Group UK Ltd.
Pitfield, Milton Keynes, MK11 3LW, UK
UKHW021152230726
13926UKWH00001B/65